Schlafen Sie sich schön und schlau!

Chris Raschborn

ISBN: 978-1689922876

Kontakt:
Chris Raschborn, c/o AutorenServices.de
Birkenallee 24, 36037 Fulda

Covergestaltung: Fiverr.com/Designsbysam
Coverphoto: Paul Hakimata/stock.adobe.com
(Vorderseite Umschlag),
Alexzaitsev/123RF.com
(Rückseite Umschlag)

MEINEN KINDERN

Inhaltsverzeichnis

DANKSAGUNG

Meiner Familie für ihre Geduld.

Einleitung oder Wie Sie durch gesunden Schlaf mehr erreichen

Attraktive Menschen haben mehr vom Leben. Dies ist kein Geheimnis und jedem von uns unterschwellig bewusst. Regelmäßige Gesichtszüge und ein wohlproportionierter Körperbau faszinieren uns alle. Ganz einfach deshalb, weil Schönheit anziehend ist. Doch dabei geht es nicht nur um die Schönheit des Menschen an sich. Attraktiv ist ein anderer Mensch für uns auch dann, wenn er neben einer angenehmen äußeren Erscheinung einen tollen Job hat, sich ausdrücken kann und uns damit signalisiert, dass er erfolgreich ist. Elegante Kleidung und selbstsicheres Auftreten stehen für Souveränität im Beruf und ganz allgemein im Leben.

Bei der Beurteilung anderer Menschen lassen wir uns in der Regel nicht viel Zeit. Innerhalb weniger Sekunden steht für unser Unterbewusstsein fest, ob wir jemanden attraktiv finden. Dabei beurteilen wir im Rahmen der „Attraktivitätsprüfung" auch die Gesundheit und die momentane Stimmungslage unseres Gegenübers. Wer dabei als potentiell krank oder mufflig eingestuft wird, hat bereits schlechte Karten. Die optische Analyse des Aussehens und des Auftretens anderer Menschen zeigt uns an, ob wir der beurteilten Person eine Chance für ein weiteres Gespräch oder ein näheres Kennenlernen geben wollen. Der erste Eindruck spielt jedoch nicht nur in persönlichen Beziehungen bei der Partnerwahl eine Rolle, sondern auch in der Arbeitswelt. Attraktive Menschen haben bei Bewerbungen um eine freie Stelle deutlich höhere Chancen als ihre vermeintlich weniger charmanten Mitbewerber. Findet Ihr Chef Sie attraktiv, können Sie bei der entsprechenden fachlichen Kompetenz auch mit besseren Aufstiegsmöglichkeiten rechnen.

Umfragen von Meinungsforschungsinstituten zeigen uns seit Jahren, was der innigste Wunsch der im deutschsprachigen Raum Befragten ist.

Schönheit und Intelligenz nehmen auf dieser persönlichen Hitliste mit Abstand die ersten beiden Plätze ein. Kein Wunder, wenn man bedenkt, wie Schönheit auf unsere Mitmenschen wirkt. Viele lassen deshalb bei ihrer Sehnsucht nach Attraktivität nichts unversucht, um sich in den Augen ihrer Mitmenschen aufzuwerten.

Interessant ist dabei, dass der seit Jahren im Trend liegende gesunde Life-Styl den Schlaf fast völlig außer Acht lässt. Immer mehr Menschen legen immer mehr Wert auf eine Lebensweise, die neben einer gesunden Ernährung eine regelmäßige Bewegung durch sportliche Aktivitäten berücksichtigt. Für diese beiden Säulen eines gesundheitsbewussten Lebensstils finden viele von uns Zeit, sei es für den Einkauf natürlicher Lebensmittel oder für den Besuch im Fitnessstudio. Gleichzeitig wird der eigene Schlaf jedoch als etwas betrachtet, das die Natur im Tagesverlauf nun einmal so vorgesehen hat. Dabei wird übersehen, dass gerade ein gesunder Schlaf die eigene Attraktivität und das eigene Leistungsvermögen deutlich erhöhen kann. Während der Einkauf natürlich belassener Lebensmittel und der Besuch im Fitnessstudio vom Zustand unseres Geldbeutels abhängig sind, steht gesunder Schlaf jedem von uns völlig kostenlos zur Verfügung.

In diesem Buch werden Sie erfahren, wie unser Schlaf funktioniert und welche Prozesse unsere Schönheit und Klugheit nachhaltig beeinflussen. Sehen Sie selbst, wie sich das Schlafverhalten durch die Erfindung der Glühbirne und insbesondere durch die Entwicklung des Computers und nicht zuletzt durch das Internet verändert hat. Sie erhalten in diesem Buch vor allem wissenschaftlich fundierte Informationen, warum Schlafmangel krank macht und damit verhindert, dass wir die Potentiale im Bereich unserer Attraktivität und unserer Gedächtnisleistung voll ausschöpfen können.

Machen Sie mit mir eine Reise durch die Nacht und erwachen Sie am Morgen danach mit dem Bewusstsein, dass Sie etwas ganz wesentliches für Ihre Attraktivität und Ihre Leistungsfähigkeit getan haben. Mit jeder Nacht, in der Sie sich einen zeitlich ausreichenden und von der Qualität her gesunden Schlaf gönnen, kommen Sie Ihrem Ziel einen entscheidenden Schritt näher. Die Erhöhung Ihrer persönlichen Attraktivität und Ihres inneren Leistungspotentials wird dazu führen, dass auch Sie auf Ihre Mitmenschen eine unwiderstehliche Anziehungskraft ausüben.

Sie werden erfahren, dass alles, was wir im Alltag erleben, Einfluss auf unseren Schlaf hat. Im Grunde genommen legen wir bereits ab dem Moment des Aufstehens den Grundstein für den Schlaf der darauffolgenden Nacht.

Ich wünsche Ihnen viel Spaß beim Lesen und vor allen Dingen, dass eine Nacht mit 7 bis 8 Stunden Schlaf nach der Lektüre dieses Buches für Sie zur Selbstverständlichkeit wird.

Chris Raschborn

Chris Raschborn

I. Am Anfang war die Natur …

Der Schlaf begleitet den Menschen seit dem Beginn seines Daseins. Die für den Schlaf bestimmte Zeit fällt dabei seit Ewigkeiten vorwiegend in die Nachtstunden. Dies verwundert nicht, da der Mensch in der Vergangenheit aufgrund des fehlenden Tageslichts in den Nachtstunden keine produktiven Tätigkeiten verrichten konnte.

Der entscheidende Grund für die Aufteilung des Tages liegt jedoch woanders. Der Mensch wurde von der Natur mit einem ungefähr 24 Stunden andauernden Rhythmus ausgestattet, der für die Aktivität am Tag und für die Ruhezeit während der Nachtstunden verantwortlich ist. Im Verlauf dieser 24 Stunden verändert sich insbesondere die Körpertemperatur in Abhängigkeit von der Tageszeit. So erreicht die Körpertemperatur am frühen Abend ihren Höhepunkt, während sie nach Mitternacht ihren niedrigsten Wert verzeichnet. Tag für Tag und Nacht für Nacht, und dies unabhängig davon, ob der Mensch tatsächlich nach Mitternacht schläft oder nicht. Dieser Rhythmus wird von Wissenschaftlern auch mit dem lateinischen Begriff „circadian" umschrieben, der die beiden lateinischen Wörter für annähernd/ungefähr und Tag in sich vereint.

Der Wächter über diesen fast 24-stündigen Tages- und Nachtrhythmus ist ein kleines Organ, dem die Wissenschaft einen nur schwer auszusprechenden Namen gegeben hat: suprachiasmatischer Kern (im Folgenden einfach auch als „innere Uhr" bezeichnet.). Dieser fast unscheinbar anmutende Taktgeber des menschlichen Organismus befindet sich im Gehirn und verarbeitet optische Informationen, die er von den Augen erhält. Nimmt das Tageslicht am Abend ab, gibt diese innere Uhr an die für den Schlaf verantwortlichen Organe im Körper das Signal zur Nachtruhe. Geht die Sonne am darauf folgenden Morgen auf, kommt von unserem Taktgeber der Weckruf für unseren Körper.

Auf das Signal zur Nachtruhe wartet bereits die Zirbeldrüse, die das auch als Schlafhormon bekannte Melatonin nach Einbruch der Dunkelheit für den Körper bereit stellt. Dabei ist das Melatonin an sich kein Schlafmittel. Es hat eher die Aufgabe, die im Gehirn für den Prozess des Einschlafens verantwortlichen Regionen nachdrücklich darauf hinzuweisen, dass die Zeit der Nachtruhe unwiderruflich angebrochen ist. Deshalb nimmt die Melatonin-Ausschüttung nach dem Sonnenuntergang stetig zu, um in der Nacht zwischen 3 und 4 Uhr den höchsten Wert zu erreichen. Nach Tagesanbruch hingegen wird der Melatonin-Spiegel dann auf seinen niedrigsten Wert heruntergefahren.

Chris Raschborn

II. ... und dann erfand der Mensch das Kunstlicht

War der Mensch in früheren Jahrhunderten an das Tageslicht für seine täglich zu verrichtenden Arbeiten gebunden, so änderte sich dies schlagartig nach Erfindung der Glühbirne in der zweiten Hälfte des 19. Jahrhunderts. Ab dieser Zeit bestand die Möglichkeit, die Nacht „zum Tag zu machen" und so bisher vom Tageslicht abhängige Tätigkeiten auch nach dem Einbruch der Dunkelheit vorzunehmen. Dies führte dann fast zwangsläufig zu einer Änderung der Schlafgewohnheiten.

Die Erfindung des Computers in der ersten Hälfte und des Internets in der zweiten Hälfte des 20. Jahrhunderts waren Meilensteine in der technischen Entwicklung, die sich jedoch spätestens ab dem Beginn des 21. Jahrhunderts nachteilig auf das Schlafverhalten großer Teile der Bevölkerung auswirken sollten. Fast in jedem Haushalt gibt es Computer, Tabletts oder zumindest Mobiltelefone mit Internetfunktion. Wurde früher nach dem Anschauen der Lieblingssendung der Fernseher ausgeschaltet, so begleitet heute das Smartphone seine Besitzer nicht selten bis ins Bett. Darüber hinaus führt die uns umgebende globalisierte Arbeitswelt dazu, dass berufliche E-Mail-Konten auch vor dem Schlafengehen noch kontrolliert werden (müssen). Wenn wir uns auf den Schlaf vorbereiten (sollten), findet sich mit Sicherheit noch ein Kollege, der auf einem anderen Kontinent gerade seinen Arbeitsaufgaben nachgeht und weitere Informationen von uns benötigt.

Diese Verlängerung des Tageslichts durch künstliche Lichtquellen bleibt natürlich auch den Regionen in unserem Gehirn nicht verborgen, die von Natur aus für die Überwachung unseres 24-Stunden-Rhythmusses und für die Aussendung des täglichen Signals zum Schlafengehen verantwortlich sind. Wissenschaftliche Untersuchungen haben nachgewiesen, dass ein bestimmter Farbbereich des Kunstlichtes negative Auswirkungen auf die oben genannten Signalgeber in unserem Gehirn hat. So wurden im Jahr 2011 Testpersonen für mehrere Stunden vor dem Schlafengehen vor einen Computer-Bildschirm mit Leuchtstoffdioden gesetzt, der künstliches blaues Licht ausgesandt hat. An einem anderen Tag konnten die Teilnehmer einen Bildschirm ohne Leuchtstoffdioden verwenden. Nach der Auswertung der Untersuchungsergebnisse wurde erkannt, dass die Einwirkung von künstlichem blauen Licht auf die für den Schlaf verantwortlichen Regionen im Gehirn zu einer verminderten Ausschüttung von Melatonin führt. Das bedeutet, dass der Prozess des Einschlafens zeitlich nach hinten verlagert wird und deshalb ein schnelles Einschlafen unmittelbar nach der Benutzung von Tabletts und Smartphones behindert wird.

III. Warum Schlafmangel krank, dick und dumm macht

1. Unser Schlaf - ein Grundbedürfnis

Viele träumen davon: sich abends hinzulegen und einfach einzuschlafen. Kennen Sie das angenehme Gefühl, morgens ausgeschlafen aufzuwachen und ausgeruht in den neuen Tag zu starten? Für mindestens 25 Mio. Deutsche ist dies keine Selbstverständlichkeit.

Das ist schade und darüber hinaus sehr ungesund; denn ein erholsamer Schlaf deckt neben dem Essen und dem Trinken eines der drei Grundbedürfnisse des Menschen, ohne die er nicht funktionieren kann. Während der Mensch ohne Nahrung ungefähr zwei Monate überleben kann, wird Wassermangel schon nach kurzer Zeit zu einem echten Problem. Ohne Schlaf kann der Mensch einige Tage aushalten. Dies gelingt jedoch nur dann, wenn mit entsprechenden Aufputschmitteln nachgeholfen wird. Dort, wo der menschliche Organismus die Möglichkeit hat, holt er sich das für ihn zum Überleben Notwendige selbst. Fehlt die Nahrung, werden die im Körper eingelagerten Energiereserven aufgebraucht. Fehlt der Schlaf, nickt der Mensch nach einiger Zeit einfach ein, ohne etwas dagegen tun zu können. Dies betrifft jedoch nicht nur die Situationen, in denen der Schlaf gänzlich fehlt.

Auch länger andauernder Schlafmangel kann dazu führen, dass der Körper sein Schlafbedürfnis ausgerechnet dann befriedigen will, wenn es uns am wenigsten passt. Letzteres ist gerade das, was den Schlafmangel so gefährlich macht. Wer unausgeschlafen längere Zeit mit dem Auto unterwegs ist, muss z. B. aufpassen, dass er nicht vom sog. Sekundenschlaf übermächtigt wird. Ausgeprägter Schlafmangel führt jedoch nicht nur zu lebensbedrohlichen Situationen, sondern erschwert vor allen Dingen das Funktionieren im Alltag. Wer unausgeschlafen in den Tag geht, ist aufgrund von Konzentrationsstörungen nicht so leistungsfähig, wie dies in der uns umgebenden Leistungsgesellschaft gewöhnlich von uns erwartet wird. Dazu kommt, dass Schlafmangel einfach mürrisch macht und Kleinigkeiten anfangen zu nerven, die bei ausreichendem Schlaf überhaupt keine Rolle spielen würden. Dies wiederum hat nicht zu unterschätzende Auswirkungen auf die Atmosphäre am Arbeitsplatz und auf das Zusammenleben in der Familie.

Der Schlaf ist für uns etwas Alltägliches. Jeder Mensch braucht ihn. Niemand kann ihn abschütteln, keiner kann sich von ihm lossagen. Mit dem Schlaf ist es ein bisschen wie mit Fußball und Kindererziehung. Alle wissen, dass es ihn gibt. Jeder hat seine Meinung dazu. Die Meisten halten sich sogar für Experten, weil sie täglich mit ihm zu tun haben. Dabei gibt es Mitmenschen, die den Schlaf sogar als Gegner betrachten. Sprüche wie „Schlafen kann ich nach meinem Tod noch genug" sind von diesen Zeitgenossen häufig zu hören. Ernsthafte Probleme entstehen dann, wenn der Firmenchef oder der unmittelbare Vorgesetzte diese Einstellung nicht nur von sich selbst, sondern auch von ihren Mitarbeitern erwarten.

2. Wie wir uns durch Schlafmangel selbst schaden

Wissenschaftliche Untersuchungen beschäftigen sich bereits seit längerer Zeit mit dem Schlafbedürfnis des Menschen und den Auswirkungen des Schlafmangels auf unsere Gesundheit. Dabei sind von der Wissenschaft noch längst nicht alle Fragen umfassend beantwortet worden. Aber die Forscher sind auf einem guten Weg. Eine Vielzahl von Forschungsprojekten auf der ganzen Welt hat sich in den vergangenen Jahren mit wichtigen Einzelbereichen des menschlichen Schlafes beschäftigt. Und die Ergebnisse lassen aufhorchen.

Schlafmangel und Herz- Kreislauferkrankungen

(1) Menschen, die über längere Zeit zu wenig schlafen, schaden ihrem Kreislauf. Darauf verweist eine Studie, die in Spanien veröffentlicht wurde. Mehrere Tausend Bankangestellte wurden für mehrere aufeinander folgende Tage mit einem Datenerfassungsgerät ausgestattet und in vier Gruppen aufgeteilt, in denen unterschiedlich lange geschlafen wurde: weniger als 6 Stunden, 6 bis 7 Stunden, 7 bis 8 Stunden und mehr als 8 Stunden.

<u>Das Ergebnis</u>: die Versuchspersonen, denen während des Experiments weniger als 6 Stunden Schlaf vergönnt war, wiesen eine über 20% höhere Wahrscheinlichkeit für das Auftreten einer Arterienverkalkung in der Zukunft auf als diejenigen Projektteilnehmer, die 7 bis 8 Stunden schlafen durften.

Bei der Bewertung der oben dargestellten Untersuchungsergebnisse fällt auf, dass alle Projektteilnehmer einen stressigen Beruf ausüben. Bei der Ermittlung der Daten verließen sich die Forscher offensichtlich nicht (nur) auf Umfragen, sondern erfassten die Informationen unmittelbar am untersuchten Menschen. Dies macht die Ergebnisse glaubwürdiger. Umfragen haben den Nachteil, dass die von den Teilnehmern in den Fragebögen gemachten Angaben nicht unbedingt der Wahrheit entsprechen müssen. Nicht wenige lediglich befragte Personen neigen zur Angabe von Informationen, von denen sie ausgehen, dass die Forscher sie lesen wollen. Die so gewonnenen Erkenntnisse sind dann jedoch nur begrenzt nachprüfbar.

Im Ergebnis kann festgehalten werden, dass es einen Zusammenhang zwischen der Schlafdauer und der für den menschlichen Kreislauf gefährlichen Ablagerung von Blutfetten und Kalkverbindungen in den Blutgefäßen gibt (Arteriosklerose). Dabei ist jedoch auch zu berücksichtigen, dass längst noch nicht alle Ursachen für die Entstehung der Arteriosklerose bekannt sind.

(2) Eine Verbindung zwischen der Länge des Schlafs und der Wahrscheinlichkeit von Arterienverkalkung fanden auch amerikanische Wissenschaftler. Bei mehreren Hundert Projektteilnehmern wurde zu Beginn der Studie und dann wieder nach fünf Jahren der Zustand der Koronararterien mittels Computertomografie untersucht. Zwischen den oben genannten Zeiträumen beschäftigten sich die Forscher mit dem Schlafverhalten der untersuchten Personen. Mithilfe von Datenerfassungsgeräten am Handgelenk wurden Informationen über die Schlafdauer gewonnen.

<u>Das Ergebnis</u>: die Projektteilnehmer, die weniger als 5 bis 6 Stunden in der Nacht schliefen, wiesen in der nach 5 Jahren durchgeführten Wiederholungsuntersuchung eine höhere Arterienverkalkung auf als diejenigen, die sich einen längeren Schlaf von 7 bis 8 Stunden gönnten.

Längerer Schlaf wirkt sich offensichtlich positiv auf die Fähigkeit der Arterien aus, das Blut im Körper ungehindert fließen zu lassen. Dies ist deshalb so wichtig, da das Blut notwendige Nährstoffe zu allen inneren Organen transportiert.

Von ausreichendem Schlaf profitieren dabei insbesondere auch die Koronararterien, die auch als Herzkranzgefäße bezeichnet werden und das Herz mit Blut versorgen.

(3) Auf einen bestehenden Zusammenhang zwischen der Schlafdauer und dem späteren Entstehen von Herz-Kreislauferkrankungen verweisen auch schwedische Forscher. In einer über zwanzig Jahre andauernden Studie wurden Hunderte Menschen im Hinblick auf ihr Schlafverhalten und auf sich entwickelnde gesundheitliche Probleme insbesondere im Herz-Kreislaufbereich beobachtet.

<u>Das Ergebnis</u>: Bluthochdruck trat überwiegend bei den Personen auf, die über einen längeren Zeitraum hinweg fünf oder weniger Stunden Schlaf pro

Nacht hatten (im Vergleich zu den Personen, die 7 bis 8 Stunden schliefen).

Doch damit nicht genug: wissenschaftliche Untersuchungen gehen sogar davon aus, dass Menschen, die sich im Alter von 45 bis 55 Jahren fünf und weniger Stunden Schlaf pro Nacht gönnen, 10 bis 20 Jahre später einem doppelt so hohen Risiko für das Auftreten einer Herz-Kreislauferkrankung ausgesetzt sind als ihre länger schlafenden Mitmenschen.

(4) Japanische Wissenschaftler beobachteten im Rahmen einer Langzeitstudie mehrere tausend Arbeiter für die Beantwortung der Frage, ob und unter welchen Bedingungen bei den Teilnehmern der Studie Herz-Kreislauf-Erkrankungen auftreten. Während eines Zeitraums von über 10 Jahren wurden Informationen über den Gesundheitszustand der Teilnehmer ausgewertet, wobei auch die Schlafgewohnheiten und die Schlafdauer miterfasst wurden. Die in dieser Zeit aufgetretenen Herz-Kreislauf-Erkrankungen wurden u. a. unter dem Aspekt der Schlafdauer ausgewertet.

<u>Das Ergebnis</u>: Arbeiter, die über einen längeren Zeitraum weniger als 6 Stunden schliefen, besaßen ein deutlich erhöhtes Risiko für das Auftreten eines Herzinfarkts als diejenigen Kollegen, die 7 oder 8 Stunden in der Nacht schliefen.

(5) Die oben besprochenen Untersuchungen befassten sich mit den Auswirkungen der Schlafdauer auf Herz-Kreislauf-Erkrankungen während eines längeren Zeitraums. Japanische Forscher beschäftigten sich aber auch mit der Frage, welche Konsequenzen bereits <u>eine</u> fast schlaflose Nacht für das Funktionieren unseres Organismus hat. Dabei wurden die Versuchsteilnehmer mit einem Datenerfassungsgerät ausgestattet, dass den Blutdruck und den Puls für einen ganzen Tag aufgezeichnet hat. Die Daten wurden zum einen während und nach einer Nacht mit einer Schlafdauer von 8 Stunden, zum anderen während und nach einer Nacht mit weniger als 5 Stunden Schlaf erfasst.

<u>Das Ergebnis</u>: der Blutdruck stieg am Tag nach der Nacht mit weniger als 5 Stunden Schlaf in einem deutlich nachweisbaren Ausmaß an. Auch die Herzfrequenz war nach der fast schlaflosen Nacht spürbar erhöht.

Die dargestellten Untersuchungsergebnisse zeigen eines deutlich: es bedarf keineswegs eines längeren Zeitraums, um die schädlichen Folgen von Schlafmangel am eigenen Leib zu spüren. Wenn der Blutdruck und die

Herzfrequenz bereits nach <u>einer</u> schlecht durchschlafenen Nacht spürbar ansteigen, dann kann sich jeder ausmalen, was nach <u>mehreren</u> fast schlaflosen Nächten in unserem Organismus vor sich geht. Dabei geht es keineswegs nur darum, dass Schlafmangel zu schlechter Laune führt und Kleinigkeiten nerven, die bei ausreichendem Schlaf überhaupt keine Rolle spielen würden.

<u>Das Problem an der Sache ist</u>: wir können uns nach schlecht durchschlafenen Nächten am darauf folgenden Tag nicht einfach entspannen, um so die gefährlichen Folgen des Schlafmangels zumindest nicht zu verstärken. Es warten die Anforderungen sowohl im Arbeitsprozess als auch im Familienleben, denen wir uns nicht so einfach entziehen können. Gerade nach Nächten mit wenig Schlaf kommt sehr häufig noch Stress mit den Kollegen oder dem Chef oder in der Familie hinzu. Dieser Stress führt dann von sich aus dazu, dass der Blutdruck und die Herzfrequenz entweder weiter steigen oder zumindest nicht in den für unseren Körper ungefährlichen Bereich absinken.

Wer keinen Ausweg aus diesem Kreislauf findet, hat dann das deutlich erhöhte Risiko für das Auftreten einer Herz-Kreislauf-Erkrankung inclusive Herzinfarkt. Dabei kann unser Organismus mit den schädlichen Folgen von Schlafmangel in jüngeren Jahren (zwischen dem 20. und dem 30. Lebensjahr) wesentlich besser umgehen als dies mit höherem Alter der Fall ist. Doch dies gibt eine falsche Sicherheit. Wer bereits in den Mittdreißigern seinen Schlaf vernachlässigt, legt damit einen nicht unwesentlichen Grundstein für Herz-Kreislauf-Erkrankungen in einem höheren Alter.

Und dies betrifft dann einen Lebensabschnitt, in dem wir uns eigentlich an dem erfreuen wollen, was wir bis dahin für unsere Familie (auch gerade in finanzieller Hinsicht) erschaffen haben. Grund genug also, um so schnell wie möglich unser Schlafverhalten (und auch den Schlaf unserer Familie) unter die Lupe zu nehmen und für einen ausreichenden Schlaf zu sorgen.

<u>Und noch etwas</u>: Attraktiv kann nur jemand sein, der auch gesund ist. Und um gesund zu sein, muss man (auch) auf einen ausreichenden Schlaf in bester Qualität achten.

Wenn Sie von dem bisher Dargestellten noch nicht überzeugt wurden, dann lesen Sie bitte das Folgende:

Schlafmangel und ansteckende
Krankheiten/chronische Krankheiten

(1) Auch das Immunsystem leidet darunter, wenn der Mensch zu wenig schläft. Darauf haben amerikanische Wissenschaftler hingewiesen. Sie veröffentlichten die Ergebnisse von Untersuchungen, bei denen jeweils eine bestimmte Anzahl von Menschen für einen Zeitraum von mehreren Tagen in Hotels untergebracht und so von der Außenwelt abgeschottet wurde. Am jeweils ersten Tag der Studie wurden den Versuchspersonen Viren verabreicht, die für die Auslösung von Erkältungen verantwortlich sind. In den darauf folgenden Tagen wurde untersucht, ob es einen Zusammenhang zwischen der Länge des Schlafes der Versuchspersonen und dem Ausbruch der Infektion gibt.

<u>Das Ergebnis</u>: unter denjenigen Teilnehmern, die während der Untersuchung täglich weniger als 5 Stunden oder lediglich zwischen 5 und 6 Stunden schliefen, entwickelte sich eine klinisch nachweisbare Erkältung wesentlich häufiger als bei den Personen, die täglich mehr als 7 Stunden Schlaf hatten.

(2) Amerikanische Forscher fanden auch heraus, dass die Schlaflänge und die Schlafqualität Auswirkungen auf die Bildung von Antikörpern nach einer Grippeschutzimpfung haben. Hier wurden gesunde Testpersonen gegen Grippe geimpft und dann untersucht, wie sich ihr Schlafverhalten auf die Bildung von Antikörpern auswirkt.

<u>Das Ergebnis</u>: bei den Personen, die sich einen Schlaf von wenigsten 7 bis 8 Stunden gönnten, wurden mehr Antikörper gebildet, als bei Teilnehmern mit einem Schlaf von deutlich weniger als 7 Stunden.

(3) Amerikanische Wissenschaftler beschäftigten sich darüber hinaus mit der Frage, ob die Schlafdauer bei Frauen Einfluss auf das Risiko hat, sich mit einer Lungenentzündung zu infizieren. Bei der Suche nach der Antwort wurden Mitarbeiterinnen verschiedener Institutionen im Rahmen einer Langzeitstudie gebeten, schriftlich über ihren Gesundheitszustand und ihre Schlafgewohnheiten zu berichten. Diese Fragebögen wurden in Abständen von mehreren Jahren an die Teilnehmerinnen des Projekts versandt. Die Frauen sollten dabei auch darüber informieren, wenn eine Lungenentzündung bei ihnen festgestellt wurde.

Schlafen Sie sich schön und schlau!

<u>Das Ergebnis</u>: bei Frauen, die über einen längeren Zeitraum hinweg erheblich weniger als 8 Stunden Schlaf hatten, trat eine Lungenentzündung häufiger auf als bei Teilnehmerinnen, die ungefähr 8 Stunden schliefen.

Interessant ist, dass Untersuchungen auch darauf verweisen, dass Schlaf von deutlich mehr als 8 Stunden ebenfalls das Risiko für das Auftreten einer ansteckenden Krankheit erhöht.

Längerer Schlaf wirkt sich nicht nur positiv auf die Arbeit des Herz-Kreislauf-Systems aus, sondern erhöht auch die Wirksamkeit einer Impfung gegen eine der am meisten unterschätzten ansteckenden Krankheiten, die Grippe. Das menschliche Immunsystem ist während des Schlafens damit beschäftigt, vermehrt Jagd auf in den Körper eingedrungene Krankheitserreger zu machen. Ein ausreichender Schlaf von guter Qualität gibt dem Organismus die Möglichkeit, die für die Abwehr von Viren und Bakterien erforderlichen Schlafzyklen zu durchlaufen.

Aufhorchen lässt das Ergebnis von Studien über das höhere Risiko des Auftretens von ansteckenden Krankheiten bei einer Schlafdauer von wesentlich mehr als 8 Stunden. Dies könnte darauf hinweisen, dass der Schlaf dann am gesündesten ist, wenn er ungefähr 8 Stunden dauert und von sehr guter Qualität ist. Ob dies tatsächlich so ist, werden zukünftige Untersuchungen zeigen. Aufgrund der gegenwärtig vorliegenden Ergebnisse kann gesagt werden, dass eine tägliche Schlafdauer von 7 bis 8 Stunden geeignet ist, sich unliebsame Krankheitserreger sprichwörtlich „vom Hals zu halten".

(4) Nach einer von deutschen Wissenschaftlern durchgeführten Untersuchung gilt das oben Dargestellte nicht nur für ansteckende Krankheiten, sondern auch für chronische Krankheiten und Krebskrankheiten. Im Rahmen einer Langzeitstudie erhielten die Teilnehmer in regelmäßigen Abständen Fragebögen, in denen sie Auskunft insbesondere über Lebensgewohnheiten, Schlafdauer und das Auftreten von chronischen Krankheiten und Krebserkrankungen machen sollten.

<u>Das Ergebnis</u>: die Auswertung der Fragebögen ergab, dass die Teilnehmer, die weniger als 6 Stunden pro Nacht schliefen, ein erheblich höheres Risiko hatten, an chronischen Krankheiten und Krebs zu erkranken.

(5) Eine weitere immer mehr Bevölkerungskreise betreffende Krankheit, die Wissenschaftler mit Schlafmangel in einen unmittelbaren Zusammenhang

bringen, ist Diabetes vom Typ 2. Dabei handelt es sich um die Form der Zuckerkrankheit, die nicht nur alleine auf einer Fehlfunktion der Bauchspeicheldrüse beruht. Diabetes vom Typ 2 wurde früher als „Alterszucker" bezeichnet, da sie zumeist ältere Menschen betraf. Heute sind von dieser Zuckerkrankheit bereits Millionen jüngerer Menschen betroffen, die nicht selten durch die eigene Lebensweise zu ihrer Entstehung beigetragen haben.

Untersuchungen zufolge bewirken jedoch nicht nur Übergewicht und Bewegungsmangel den Ausbruch der Krankheit, sondern auch ein über längere Zeit vorhandener, erheblicher Schlafmangel.

Schlafmangel und Hormonspiegel (Essverhalten)

Neben dem Herz-Kreislauf-System und dem Immunsystem leidet auch der Hormonhaushalt unter Schlafmangel. Darauf verweisen wissenschaftliche Studien, die u. a. in den Vereinigten Staaten durchgeführt wurden.

(1) So wiesen Forscher nach, dass Schlafmangel und Übergewicht in einem engen Zusammenhang stehen. Im Rahmen einer Langzeitstudie bewerteten die Wissenschaftler zunächst die in regelmäßigen Abständen versandten Fragebögen. Hier gaben die Projektteilnehmer insbesondere Informationen über ihre Schlafgewohnheiten sowie den Gesundheitszustand an. Zusätzlich wurde der Schlaf eines Teils der an der Studie Beteiligten während eines Aufenthalts im Schlaflabor überwacht. In einer weiteren Untersuchung ließen Forscher die Versuchsteilnehmer zunächst ungefähr 8 Stunden und dann nur noch weniger als 6 Stunden pro Nacht schlafen. An den Tagen danach hatten die Teilnehmer zu den jeweiligen Essenszeiten die Wahl zwischen verschiedenen Lebensmitteln. Hierbei wurde neben gesunden Gerichten auch kalorienreicheres Fast-Food zum Verzehr angeboten.

<u>Das Ergebnis</u>: Menschen, die sich lediglich einen Schlaf von unter 6 Stunden pro Nacht gönnen, haben danach vermehrt das Bedürfnis, zusätzliche Kalorien zu sich zu nehmen. Dies sind jedoch Kalorien, die der Körper nicht wirklich benötigt und die deshalb zu einer Gewichtszunahme führen.

Bei Schlafmangel werden die für das ordnungsgemäße Funktionieren des Energiehaushalts verantwortlichen Hormone Leptin und Ghrelin ordentlich durcheinander gebracht. Im Normalzustand signalisiert das Hormon Leptin dem Gehirn, dass die körpereigenen Energiespeicher gefüllt sind.

Die bedeutet: erhöht sich der Leptinspiegel im Körper, geht unser Gehirn von einem Zustand der Sättigung aus. Die Nahrungsaufnahme wird eingestellt, da zurzeit keine weitere Energie benötigt wird. Das von den Magenzellen produzierte Hormon Ghrelin zeigt dagegen an, dass der Mensch Hunger hat. Dieses Hormon wird dann ausgeschüttet, wenn der Magen sich leert. Der Ghrelinspiegel steigt deshalb vor der Nahrungsaufnahme an und nimmt danach wieder ab, wenn der Magen gefüllt ist.

Die Wissenschaftler haben erkannt, dass der Leptinspiegel mit zunehmender Schlafdauer ansteigt, während die Konzentration des

Hormons Ghrelin sinkt. Bei einem Schlaf von ca. 8 Stunden gibt die vermehrte Ausschüttung des Hormons Leptin dem Appetitzentrum im Gehirn zu verstehen, dass eine Zufuhr von Energie zurzeit nicht erforderlich ist. Gleichzeitig signalisiert ein verringerter Ghrelinspiegel, dass die nächste Nahrungsaufnahme noch etwas warten kann.

Anders sieht es jedoch bei Menschen aus, die ihrem Organismus nicht die notwendige Dosis an Schlaf gewähren. Wer regelmäßig weniger als 6 Stunden schläft, hat am Tag danach einen niedrigen Leptinspiegel und eine erhöhte Ghrelinkonzentration in seinem Körper. Die Folge: weniger Leptin spiegelt dem Gehirn vor, dass der Organismus Energie braucht. Doch damit nicht genug. Mehr Ghrelin signalisiert dem Gehirn, dass der Mensch Hunger zu haben hat. Kein Wunder also, dass unausgeschlafene Zeitgenossen Appetit auf mehr haben, vor allen Dingen auf mehr Kohlenhydrate und allgemein gesagt auf Fast-Food.

(2) Die Gewichtszunahme ist bei länger andauerndem Schlafmangel aber nur ein Punkt, der das Streben nach Attraktivität nicht sonderlich unterstützt. Und jetzt sollten vor allem die <u>Männer</u> unter den Lesern aufmerksam weiterlesen.

Wissenschaftler haben auch nachgewiesen, dass bei Männern, die innerhalb weniger aufeinander folgender Tage nicht länger als 5 Stunden schlafen, der Testosteronspiegel um mehr als 10% absinkt.

Das ist alarmierend, wenn man bedenkt, dass sich der Testosteronspiegel während des gewöhnlichen Alterungsprozesses um ca. 1% pro Jahr verringert. Zu beachten ist hierbei, dass Testosteron im Körper nicht nur für die Potenz wichtig ist, sondern auch und vor allem für den Aufbau von Muskelmasse und den Fettstoffwechsel.

Sollten Sie noch Zweifel haben, wie negativ Schlafmangel unsere Attraktivität beeinflusst, dann lesen Sie bitte das Folgende:

Schlafmangel und Aussehen

Bereits nach wenigen Nächten mit erheblich weniger Schlaf verändert sich unsere Ausstrahlungskraft auf unsere Mitmenschen. Darauf haben schwedische Forscher hingewiesen. Im Rahmen einer Studie ließen sie Frauen und Männer unterschiedlichen Alters fotografieren. Einmal nach Nächten mit einer Schlafdauer von ungefähr 8 Stunden sowie ein zweites Mal nach Nächten mit jeweils nur 4 bis 5 Stunden Schlaf. Diese Fotos wurden von einer weiteren Teilnehmergruppe dieser Studie u. a. danach bewertet, wie attraktiv und gesund die auf dem Foto gezeigten Personen auf die Betrachter wirken.

<u>Das Ergebnis</u>: die nach Nächten mit stark verkürzter Schlafdauer abgelichteten Frauen und Männer wurden von den Betrachtern als weniger gesund und weniger attraktiv bewertet als dies nach Nächten mit ausreichendem Schlaf der Fall war. Weiterhin hatten die Betrachter weniger Lust, mit den müde aussehenden Personen Kontakte zu knüpfen. Demgegenüber war die Bereitschaft größer, mit den Personen in ein Gespräch zu kommen, die auf den Fotos ausgeschlafen und gesund wirkten.

Gerade dieses Untersuchungsergebnis bestätigt, wie wichtig ein zeitlich ausreichender und qualitativ guter Schlaf für unsere Ausstrahlungskraft ist. Sind wir müde und erschöpft, dann signalisieren wir unserer Umwelt unbewusst, dass sie uns in Ruhe lassen soll. Dies ist aber nicht gerade eine gute Voraussetzung, um Karriere zu machen.

Frauen haben hier einen gewissen Vorteil. Sie sind in der Lage, ihr gutes Aussehen durch Schminke und Co. noch einmal zu verbessern. Aber was machen die Männer? Und ohne Schminke gesagt: lange andauernder Schlafmangel lässt sich auch mit dem besten Make-up nur schwer vertuschen.

Chris Raschborn

3. Wie wir mit gesundem Schlaf unser Gedächtnis verbessern

Der Schlaf beeinflusst jedoch nicht nur unser Wohlbefinden und unser Aussehen. Er entscheidet auch darüber, wie wir unsere geistigen Ressourcen ausnutzen können. Gemeint ist hier vor allem die Frage der Gedächtnisleistung.

Wir leben in einer Informationsgesellschaft. Wissen war noch nie so wichtig wie heute. Das betrifft sowohl die Arbeitswelt als auch unser Privatleben. Nur wer in einem bestimmten Bereich über das erforderliche Wissen verfügt, wird als Experte angesehen. Überall sind wir von einer Unmenge an Informationen umgeben, die wir analysieren, verarbeiten und abspeichern müssen. Dabei ist es wichtig, nicht den Überblick zu verlieren und sich auf das jeweils Wesentliche zu konzentrieren.

Damit unser Gedächtnis nicht nach dem Grundsatz verfährt, nach dem jede neue Information eine alte verdrängt, braucht es Hilfe. Und diese Unterstützung bekommt es im Schlaf. Doch damit nicht genug. Wer mit der Lösung eines Problems auf der Stelle tritt, der sollte sich entspannen und einfach bis zum nächsten Morgen warten. Dann ist die Wahrscheinlichkeit groß, dass unser Gehirn eine Antwort gefunden hat. Wie heißt es doch so schön im Volksmund? Schlaf mal drüber. Und genau dies fördert das kreative Denken.

Die Wissenschaft unterscheidet drei Stufen der Gedächtnisbildung. Alles beginnt mit dem Lernen im Wachzustand, der sog. Enkodierung. Die zweite Phase betrifft die Festigung der aufgenommenen Informationen und des erlernten Wissens durch die Übertragung in das Langzeitgedächtnis (sog. Kodierung). Erst danach ist in der dritten Stufe mit dem späteren Abruf dieser Zusammenhänge die Wiederverwertung der Informationen möglich. Dieser Prozess wiederholt sich tagtäglich, egal, ob Vokabeln gepaukt werden oder schwierige mathematische Gleichungen entschlüsselt werden. Glaubt man historischen Anekdoten, dann haben nicht wenige Künstler und Wissenschaftler ihre Werke und Entdeckungen auch ihrem Schlaf zu verdanken. Und dies ist durchaus ernst zu nehmen. Bereits in den zwanziger Jahren des vergangenen Jahrhunderts haben zwei amerikanische Forscher nachgewiesen, dass Schlaf die Festigung des zuvor Gelernten fördert. Sie ließen die Teilnehmer ihres Versuchs Worte ohne sinnvollen Inhalt erlernen. Danach konnte die eine Hälfte der Teilnehmer schlafen, während der anderen Hälfte kein Schlaf vergönnt war. Im Ergebnis konnten sich die Personen besser an diese sinnfreien Worte erinnern, die sich schlafen legten.

Seit dieser Zeit wurden weitergehende Untersuchungen durchgeführt. Wissenschaftler gehen heute davon aus, dass das Abrufen des Erlernten deutlich verbessert wird, wenn sich der Lernende unmittelbar nach einer aktiven Lernphase oder zumindest innerhalb weniger Stunden danach die sprichwörtliche „Mütze voll Schlaf" gönnt.

Nach dem heutigen Stand der Wissenschaft leisten sowohl der Tiefschlaf als auch die Traumphasen des REM-Schlafs ihren Beitrag zur Gedächtnisbildung. Forscher haben in verschiedenen Untersuchungen herausgefunden, dass der Tiefschlaf das Entstehen von Einsicht in bestimmte Zusammenhänge unterstützt. Dagegen soll der Traumschlaf die Kreativität fördern.

Schlafforscher haben sogar herausgefunden, dass die Gedächtnisleistung im Schlaf durch die Verabreichung eines Duftes verbessert werden kann. Klingt unglaublich, ist aber wahr. Wissenschaftler ließen Teilnehmer bestimmte Lernaufgaben ausführen. Dabei wurde ein Teil von ihnen einem angenehmen Duft ausgesetzt, während die anderen ohne Duft üben mussten. Während des Schlafens wurde dieser Duft der ersten Hälfte der Versuchspersonen erneut verabreicht.
Am nächsten Tag stellte sich dann Folgendes heraus: diejenigen, die von dem Duft sowohl beim Lernen als auch im Schlaf umgeben waren, konnten mehr gelernte Einzelheiten abrufen als der Teilnehmerkreis, der ohne Duft lernen und schlafen musste.

Auch das Bewusstsein, das Erlernte am nächsten Tag tatsächlich zu benötigen, gibt dem Gehirn offensichtlich einen gewissen Anreiz für die Festigung dieser Informationen. Davon geht die Schlafforschung nach entsprechenden Untersuchungen aus. Doch nicht nur die Relevanz des Lernstoffs für den Einzelnen ist entscheidend. Auch die mit dem Lerninhalt verbundenen Emotionen sorgen für eine bessere „Verarbeitung" des Gelernten während des Schlafes.

Wer es im Arbeitsleben zu etwas bringen will, der benötigt eine gehörige Portion Wissen. Diese Informationen müssen dabei auch immer zur rechten Zeit abrufbar sein. Doch damit nicht genug. Wer sich von anderen positiv unterscheiden will, der braucht mehr.

Neben dem fachlichen Wissen ist die Fähigkeit des schöpferischen Denkens erforderlich. Nur dann sind originelle Ideen für die Lösung der an uns herangetragenen Aufgaben in greifbarer Nähe. Nur dann sind wir in der Lage, Konzepte zu entwickeln, auf die nicht jeder kommt.

Deshalb ist es wichtig, dem täglichen Schlaf die notwendige Länge zu geben. Nur ein ausreichender Schlaf von 7 bis 8 Stunden garantiert, dass unser Gehirn beide Schlafphasen (sowohl die Tiefschlaf- als auch die REM-Schlafphase) im Rahmen der einzelnen Schlafzyklen mehrfach durchläuft. Wer dann noch die Möglichkeit hat, sich unmittelbar nach aktivem Lernen hinzulegen und das Erlernte sofort im Schlaf zu festigen, hat die besten Aussichten auf Erfolg.

IV. Eine Reise durch die Nacht

Wie wir bereits sehen konnten, schaltet unser Organismus entgegen der landläufigen Meinung während der Nachtzeit nicht auf Erholung. Nur wenige Bereiche arbeiten in einem begrenzten Umfang, wie etwa das Herz und der Kreislauf. Dies wird dadurch deutlich, dass der Blutdruck während des Schlafens spürbar sinkt und auch der Puls sich verlangsamt. Beides führt u. a. zur Entspannung der Blutgefäße. Die Stoffwechselprozesse arbeiteten auf „Sparflamme", die Muskeln sind weitestgehend entspannt.

Das Immunsystem hingegen nimmt sich während der Schlafzeit die in den Körper eingedrungenen Krankheitserreger erst richtig vor. Dies gelingt dadurch, dass der Organismus während des Schlafens nicht wie im Verlauf des Tages auf Hochtouren arbeiten muss. Er kann mehr Energie für die eigene Instandhaltung einsetzen. Das zeigt sich z. B. auch darin, dass der Köper in der Lage ist, Fieber während des Schlafens zu senken. Wissenschaftliche Untersuchungen haben auch nachgewiesen, dass der menschliche Organismus während der Regenerationszeit im Schlaf bestimmte Hormone ausschüttet, die für die Erneuerung von Zellen verantwortlich sind. So ist etwa das Sprichwort von den „im Schlaf wachsenden Kindern" keine Übertreibung.

Die meisten der für die Gesunderhaltung erforderlichen Prozesse spielen sich während der Tiefschlafphase ab, einer von 4 durchaus unterschiedlichen Schlafphasen. Alles beginnt mit der ersten Einschlafphase, in der wir langsam in einen zunächst leichten Schlaf fallen. Nach ungefähr zehn Minuten verändert sich die Aktivität des Gehirns, was Schlafforscher als zweite Leichtschlafphase bezeichnen.

Nach weiteren 10 min beginnt die erste Tiefschlafphase. Wie wir gesehen haben, versucht der Organismus vor allem in diesen Phasen, sich zu regenerieren. Dabei sind die ersten Tiefschlafphasen die längsten und damit offensichtlich auch die wichtigsten. In diesem Schlafstadium befinden wir uns ungefähr 30 bis 45 min. Was danach kommt, gleicht einem chaotischen Zustand, den die Wissenschaft noch nicht bis in alle Einzelheiten erklären kann. In dieser Schlafphase, die sich durch schnelle Bewegungen der Augen auszeichnet (REM-Phase, Rapid Eye Movement), erleben wir mitunter die merkwürdigsten Träume, die man sich vorstellen kann. Es scheint, als sei das Gehirn völlig von der Rolle. Es macht, was es will und zeigt uns Dinge, die wir im bewussten Zustand niemals miteinander verknüpfen würden. Dafür nimmt sich unser Gehirn ungefähr eine halbe Stunde Zeit. Dieser erste Schlafzyklus dauert ungefähr 90 Minuten.

Die oben dargestellten Schlafphasen durchlaufen wir - in Abhängigkeit von der Länge des Schlafes - vier bis fünfmal in der Nacht, wobei sich die Tiefschlafphasen mit zunehmender Schlafdauer verkürzen und die Traumphasen (REM-Phasen) zunehmen. Die Länge der einzelnen Schlafzyklen ändert sich dabei nicht. Das bedeutet, dass ein Schlaf von einer Länge von 7,5 bis 8 Stunden optimal für das Durchlaufen von fünf Schlafzyklen ist.

Wissenschaftler weisen auch darauf hin, dass ein Aufwachen während einer Schlafphase und damit die Unterbrechung dieses Zyklus zu einer Wiederholung dieser Schlafphase führt. Dies jedoch nur unter der Voraussetzung, dass hierfür genügend Zeit zur Verfügung steht.

<u>An dieser Stelle eine kurze Anekdote</u>: die ersten Untersuchungen über das Vorhandensein von unterschiedlichen Schlafphasen wurden von einem Dr. Ernst Kohlschütter, Assistent an der medizinischen Klinik in Halle an der Saale, bereits im Jahr 1863 und damit noch lange vor der Erfindung des EEG (Elektroenzephalograph) veröffentlicht.

Für heutige Verhältnisse ging Kohlschütter recht unsanft vor, um seine Vermutung über die menschlichen Schlafphasen zu bestätigen. So ließ er auf einem Tisch in unmittelbarer Nähe zum Schlafenden zu verschiedenen Nachtzeiten einen Pendelhammer auf eine dicke Schieferplatte herabfallen. Wie unangenehm dieses Geräusch gewesen sein muss, kann man sich nur ungefähr vorstellen.

Dadurch fand er jedoch heraus, dass die zum Wecken des Schlafenden während der Nachtstunden erforderliche Schallintensität unterschiedlich ist. Kohlschütter schloss daraus, dass die Festigkeit des menschlichen Schlafes während der Nacht sehr verschieden ist. Er konnte aufgrund seiner Messprotokolle nachweisen, dass es unterschiedliche Schlafphasen gibt, wobei sich der Schlaf zunächst vertieft und nach etwa einer Stunde seine maximale Tiefe erreicht, bevor er dann zum Morgen hin allmählich verflacht.

Chris Raschborn

V. Was können wir für einen gesunden Schlaf tun?

Wir wissen jetzt, wie positiv sich der Schlaf auf unsere Attraktivität und unser Leistungsvermögen auswirkt. Da bleibt uns im Grunde genommen nichts weiter übrig, als sofort ins Bett zu gehen und zu schlafen.

Doch was können wir tun, damit unser Schlaf in jeder Nacht erholsam ist? Ganz einfach: alle Schlafräuber beseitigen. Dass dies jedoch nicht ganz so leicht ist, wie dies klingt, zeigt die Statistik. Für mindestens 25 Mio. Menschen in Deutschland ist ein gesunder Schlaf etwas, wovon sie nur träumen können. Offensichtlich ist es doch nicht so einfach, sich am Abend hinzulegen und sich vom Schlaf überwältigen zu lassen.

1. Die Schlafräuber des Alltags

In der uns umgebenden Leistungsgesellschaft gibt es viele Faktoren, die sich negativ auf den Schlaf auswirken. Dabei steht der mit dem Arbeitsleben verbundene Stress an erster Stelle. In unserer globalisierten Welt, in der die Erreichbarkeit fast 24 Stunden am Tag beträgt, steigen die Anforderungen an den Einzelnen. Viele Aufgaben müssen heute schneller erledigt werden, als dies noch vor einigen Jahren der Fall war. Hinzu kommt der Stress im Privatleben, insbesondere für Eltern mit Kindern im schulpflichtigen Alter. Hier sind neben den ohnehin bestehenden beruflichen Verpflichtungen Hausaufgaben zu betreuen oder auch sehr häufig Termine für zusätzliche Aktivitäten der Kinder einzuplanen. Kurz gesagt: die familiären Tätigkeiten zu organisieren und auszuführen. Auch Geldsorgen haben einen nicht unbeträchtlichen Einfluss auf unseren Schlaf.

Schlafen Sie sich schön und schlau!

Wer nicht weiß, woher er das Geld für die noch nicht bezahlten Rechnungen nehmen soll, wird kaum problemlos einschlummern können. Auf diese einen gesunden Schlaf störenden Faktoren haben wir aufgrund bestehender Abhängigkeitsverhältnisse nicht immer den Einfluss, um bestimmte Dinge zum Besseren zu verändern.

Darüber hinaus gibt es jedoch „Schlafräuber", die wir selbst sehr wohl ausschalten oder zumindest begrenzen können. Hierzu gehört in erster Linie alles, was die Ausstattung unseres unmittelbaren Schlafumfeldes angeht: von der Matratze, auf der wir einen nicht unerheblichen Teil unseres Lebens verbringen, über den Lichteinfall und die Beleuchtung bis hin zu den Möbeln und deren Anordnung im Schlafzimmer.

Darüber hinaus sollte nicht unterschätzt werden, welchen positiven Einfluss das Gefühl der (persönlichen) Sicherheit auf das Schlafen hat. Hierzu zählen Fragen der richtigen Absicherung des eigenen Hauses oder der Wohnung im Erdgeschoss vor ungebetenen Gästen in den Nachtstunden durch die Installation einer richtig ausgewählten Alarmanlage.

Entscheidenden Einfluss haben wir darauf, was wir in den Abendstunden vor der Nachtruhe essen und trinken. Wer kurz vor dem Zu-Bett-Gehen noch eine schwerverdauliche Mahlzeit zu sich nimmt, muss sich nicht wundern, dass der Schlaf in dieser Nacht weniger erholsam ausfällt. Das gleiche gilt für das Trinken: wer vor dem Schlafengehen noch ausgiebig trinkt (darunter auch Alkohol), kann sicher sein, dass er während der Nacht einmal oder mehrfach zur Toilette muss, was ebenfalls die Schlafqualität negativ beeinflusst.

Auch wenn wir auf bestimmte stressauslösende Faktoren im Berufs- und Privatleben nur einen begrenzten Einfluss haben, so können wir doch dafür sorgen, dass wir diesen Stress nicht mit ins Bett nehmen. Sportliche Aktivitäten sorgen für den körperlichen Ausgleich für die am Tag geleistete geistige Arbeit. Darüber hinaus können Entspannungsmethoden helfen, von den Tagesereignissen besser abzuschalten. Hilfreich ist auch die Beschäftigung mit dem eigenen Tagesablauf und die damit im Zusammenhang stehende Frage, welche terminlichen Stressfaktoren minimiert werden können, um so die Organisation des Tages spürbar zu verbessern.

Chris Raschborn

Es ist keine Übertreibung zu sagen, dass alles, was wir im Alltag unternehmen und erleben, Einfluss darauf hat, wie wir schlafen. Im Grunde genommen legen wir bereits ab dem Moment des Aufstehens den Grundstein für den Schlaf der darauffolgenden Nacht.

2. Unser Schlaf und unser Schlafumfeld

Es gibt viele Dinge, die Einfluss darauf haben, ob wir gut oder schlecht schlafen. Neben der Frage, ob wir beruflichem und/oder privatem Stress ausgesetzt sind, spielt unser Wohnumfeld eine wichtige Rolle. Dies betrifft in erster Linie den zum Schlafen bestimmten Platz in der Wohnung, also für Erwachsene das Schlafzimmer und für Kinder das Kinderzimmer.

Für alle gilt: der Platz zum Schlafen sollte eine Oase der Ruhe und Entspannung sein. Dies ist einfacher gesagt als getan, sind wir doch auch in den eigenen vier Wänden permanent bestimmten Störfaktoren ausgesetzt, wie z. B. dem Fernseher, dem PC oder Laptop, dem Telefon oder auch dem Lärm, der mal von der Straße und mal von den Nachbarn zu uns dringt. Um den Schlafplatz den eigenen Schlafbedürfnissen so gut wie möglich anzupassen, sind einige Dinge zu erledigen.

Zunächst sollten die oben bereits genannten „Schlafräuber" aus dem unmittelbaren Schlafbereich verbannt werden. Dies ist insbesondere bei Computerbildschirmen zu empfehlen, da in wissenschaftlichen Untersuchungen bereits nachgewiesen wurde, dass das von diesen Bildschirmen ausgesandte blaue Licht beim Einschlafen stört. Generell sollte darauf geachtet werden, dass sich aufgrund des vorhandenen Elektrosmogs kein elektrisches Gerät in unmittelbarer Nähe zum Schlafplatz befindet.

Eine Binsenweisheit? Dann schauen Sie sich doch bitte einmal in Ihrem Schlafzimmer um und prüfen Sie, welche elektrischen Geräte dort vorhanden sind.

Die Matratze als Grundlage für einen erholsamen Schlaf

Matratzen haben für den Schlafkomfort eine wichtige Bedeutung. Deshalb sollte eine Matratze nach etwa 5 bis 7 Jahren ausgetauscht werden, weil sie dann die für einen erholsamen Schlaf erforderlichen Eigenschaften in der Regel nicht mehr aufweist. Dies ist als Faustregel zu verstehen, da die Lebensdauer einer Matratze zum einen von der Matratzenart und den verwendeten Materialen abhängt, zum anderen aber natürlich auch von der Beanspruchung im Einzelfall. Wer Liegekuhlen in seiner Matratze feststellt, die nach der Belastung nicht mehr von alleine in die ursprüngliche Position zurückkehren, der sollte sich nach einer neuen Matratze umschauen. Darüber hinaus sollte eine Matratze auch aus hygienischen Gründen nicht ewig benutzt werden. Der Mensch gibt während des Schlafens unbewusst Schweiß ab und verliert Hautschuppen. Beides findet den Weg nicht nur in den Bezug der Matratze, sondern auch in die Matratze selbst.

Darüber hinaus spielen auch kuschelige Bettdecken und Kopfkissen sowie weiche Bettbezüge eine nicht zu unterschätzende Rolle beim Schlafkomfort.

Das Raumklima im Schlafzimmer

Darüber hinaus gibt es noch weitere Hürden, die auf dem Weg zu einem gesunden Schlaf zu überwinden sind. Dazu gehören vor allem Probleme mit dem Raumklima und den Lichtverhältnissen. Bei der Berücksichtigung einer gesundheitlich wertvollen Schlafdauer von 7 bis 8 Stunden pro Tag verbringt der Mensch ungefähr ein Drittel seines Lebens im Schlafzimmer. Deshalb sollte gerade die Raumluft im Schlafzimmer die beste in der gesamten Wohnung sein.

Die Zusammensetzung der Luft

Der Begriff des richtigen Raumklimas wird von jedem von uns individuell bestimmt. Während der eine es mag, ständig bei halbgeöffnetem Schlafzimmerfenster zu schlafen, fühlt sich der andere bereits beim Gedanken daran unwohl und fängt an zu frieren. Dabei ist die Temperatur nur ein Bestandteil der klimatischen Bedingungen innerhalb des Schlafzimmers.

Das gesunde Raumklima erfordert neben einem angenehmen Wärmegefühl auch die richtige Zusammensetzung der uns umgebenden Luft. Als Gasgemisch enthält die Luft im trockenen Zustand mehrheitlich Sticksoff (ca. 78%), gefolgt von Sauerstoff (ca. 20%) und anderen Gasen, die jedoch lediglich in geringer Konzentration in der Luft auftreten (ca. 2%). Zu diesen Stoffen, die in geringer Menge in der Luft vorhanden sind, gehört auch das Kohlendioxyd (weniger als 1%). Und genau dieses sollte sich nicht im Übermaß in der Raumluft befinden.

Der Mensch atmet im Verlauf des gesamten Tages ungefähr 12.000 Liter Luft ein und aus. Dabei wird die Luft in der oben dargestellten Zusammensetzung aufgenommen. Die beim Ausatmen abgegebene Luft enthält mit ca. 3 - 4 % Kohlendioxid jedoch bereits ein Vielfaches im Vergleich zur Konzentration dieses Gases in der uns umgebenden Luft.

Untersuchungen haben gezeigt, dass die CO_2-Anreicherung in Räumen, in denen sich eine größere Anzahl von Menschen über mehrere Stunden aufhält, ohne Luftwechsel bereits nach zwei Stunden zu Konzentrationsschwierigkeiten, Müdigkeit und Kopfschmerzen führen kann.

Dies betrifft jedoch nicht nur Klassenräume in Schulen oder Kindergärten, sondern auch das eigene Schlafzimmer. Deshalb sollte spätestens vor dem Schlafengehen das Schlafzimmer gut durchlüftet werden, um so für einen entsprechenden Luftaustausch zu sorgen.

Die Luftfeuchtigkeit

Neben der Luftzusammensetzung spielt jedoch auch die richtige Luftfeuchtigkeit eine nicht zu unterschätzende Rolle bei der Suche nach dem optimalen Raumklima. Die Wohlfühl-Luftfeuchte liegt zwischen 40 - 60%. Gemeint ist damit die relative Luftfeuchtigkeit. Aber was genau bezeichnet die relative Luftfeuchtigkeit?

Beginnen wir mit dem Begriff der absoluten Luftfeuchtigkeit: hiermit wird die tatsächlich in einem bestimmten Luftvolumen vorhandene Wassermenge gekennzeichnet (in Gramm pro Kubikmeter - g/m^3 - ausgedrückt). Im Gegensatz dazu bezeichnet die relative Luftfeuchtigkeit das Verhältnis des sich zu einem gegebenen Zeitpunkt in einem bestimmten Luftvolumen befindlichen Wassergehalts zu der Wassermenge an, die sich maximal - bei Berücksichtigung der gegenwärtigen Temperatur und des vorhandenen Drucks - in diesem bestimmten Luftvolumen befinden könnte (in Prozent ausgedrückt). Dabei ist darauf zu verweisen, dass die Luft in Abhängigkeit von der gerade herrschenden Temperatur unterschiedliche Wassermengen aufnehmen kann. Dies zeigt das nachfolgende Beispiel: während bei einem zugrunde gelegten atmosphärischem Druck von etwas über 1.000 hPa (dem uns umgebenden Normaldruck) 1 m^3 Luft bei 15°C ungefähr 13g Wasser speichern kann, sind es bei einer Temperatur von 30°C bereits ungefähr 30g. Das bedeutet, dass die Luft bei einer niedrigen Temperatur wesentlich weniger Feuchtigkeit aufnehmen kann als bei höheren Temperaturen. Wenn die Luft nicht mehr in der Lage ist, weitere Wassermengen zu speichern, gilt sie als gesättigt. Die relative Luftfeuchtigkeit beträgt dann 100%. Wird dieser Sättigungspunkt überschritten, schlägt sich die überschüssige Feuchtigkeit als Kondenswasser in der Umgebung nieder.

Die Kenntnis über die oben dargestellten Zusammenhänge hilft dabei, in der eigenen Wohnung und damit auch im Schlafzimmer ein angenehmes und gesundes Raumklima zu schaffen. So hilft das regelmäßige Lüften nicht nur dabei, Kohlendioxid und andere belastende Gase aus dem Schlafzimmer zu entfernen, sondern sorgt auch für die Entziehung der überschüssigen Feuchtigkeit. Wichtig ist dabei auch, während einer z. B. urlaubsbedingten Abwesenheit im Winter die Heizung im Schlafzimmer nicht abzustellen, sondern lediglich zu drosseln. So wird verhindert, dass sich eventuell überschüssige Feuchtigkeit an den Wänden niederschlägt.

Wenn die Wohlfühl-Luftfeuchte nicht erreicht wird ...

Was passiert jedoch bei einer relativen Luftfeuchtigkeit, die den Bereich der Wohlfühl-Luftfeuchte über- oder unterschreitet?

Eine zu geringe Luftfeuchtigkeit sorgt für gesundheitliche Probleme durch das Austrocknen der Schleimhäute der oberen Atemwege. Gemeint ist hier nicht nur das Gefühl, eine zu trockene Nase oder einen zu trockenen Mund zu haben. Viel wichtiger ist die Tatsache, dass eine trockene Schleimhaut ihre Funktion als erster Abwehrstation im Körper im Kampf gegen Viren und Bakterien nicht mehr ordnungsgemäß ausüben kann. Die Folge ist das vermehrte Auftreten von Infektionskrankheiten sowie das länger anhaltende Gefühl, nicht richtig gesund und leistungsfähig zu sein.

Darüber hinaus haben wissenschaftliche Untersuchungen ergeben, dass Grippeviren bei einer geringen relativen Leuchtfeuchtigkeit von unter 40% länger überleben als bei einer relativen Luftfeuchtigkeit von über 50%. Weiterhin ist die Schwebfähigkeit von Mikroorganismen bei einer geringen (relativen) Luftfeuchtigkeit aufgrund des durch die Trockenheit geringeren Ausmaßes höher. Dies führt dann dazu, dass diese Organismen leichter eingeatmet werden können. Nicht zu vernachlässigen ist auch die Tatsache, dass die Haut des Menschen bei einer geringeren Luftfeuchte eher austrocknet, was nach einer längeren Zeit zu Falten führen kann. Ein weiteres Phänomen sind elektrostatische Entladungen, die bei einer geringeren Luftfeuchtigkeit öfter auftreten als bei einer höheren Luftfeuchtigkeit.

Bei einer Überschreitung der Wohlfühl-Luftfeuchte hingegen empfindet man die Feuchtigkeit schnell als belastend, wobei hier natürlich auch die individuelle Empfindlichkeit eine große Rolle spielt. Wichtiger ist jedoch der bereits oben dargestellte Effekt des Feuchtigkeitsniederschlags auf Wänden und Möbeln.

Es ist deshalb von entscheidender Bedeutung, gerade während der Heizungsperiode im Winter die (relative) Luftfeuchtigkeit in der Wohnung und damit auch im Schlafzimmer konstant zu halten. Bei vorhandener geringer Luftfeuchte kann ein gesundes Raumklima z. B. dadurch geschaffen werden, dass Schüsseln mit Wasser im Raum aufgestellt werden oder feuchte Tücher aufgehängt werden.

Wem dies nicht gefällt, der kann auch auf das Angebot der modernen Klimatechnik zurückgreifen. Luftbefeuchter sorgen dafür, dass die relative Luftfeuchtigkeit im jeweiligen Raum im Bereich der Wohlfühl-Luftfeuchte optimal erhalten bleibt. Beim Betrieb von elektrischen Luftbefeuchtern ist jedoch auf die regelmäßige Säuberung der Filter zu achten. Darüber hinaus stellt die Klimatechnik auch Luftreiniger zur Verfügung, die die Luft nicht nur befeuchten, sondern auch in der Luft enthaltene Staubpartikel, Allergene oder auch Krankheitserreger entfernen. Die Verwendung von Luftbefeuchtern oder auch Luftreinigern empfiehlt sich vor allem für Menschen mit Allergieproblemen.

Das Licht als Schlafräuber

Neben dem Raumklima sollte man auch die im Schlafzimmer herrschenden Lichtverhältnisse nicht aus den Augen verlieren. Gemeint ist hier in erster Linie das Licht, das von außen durch Straßenlaternen oder Leuchtreklame in das Schlafzimmer dringt.

Aber auch das Sonnenlicht kann in den Sommermonaten am frühen Morgen schlafraubend wirken. Hier hilft dann nur das Anbringen von lichtundurchlässigen Fenstervorhängen oder Jalousien.

3. Die Work-Life-Balance und unser Schlaf

Der aus der englischen Sprache stammende Begriff „work-life-balance" steht für ein ausgewogenes Verhältnis zwischen dem Arbeits- und dem Familienleben. Gemeint ist das Erreichen eines Zustandes, in dem sich die beruflichen und die privaten Interessen in einem harmonischen Gleichgewicht befinden. Damit hat die hinter dem Begriff „work-life-balance" stehende Idee auch erhebliche Bedeutung für einen gesunden Schlaf. Wer in der Lage ist, diese beiden Lebensbereiche vernünftig miteinander zu verbinden, setzt wichtige Voraussetzungen für eine Nacht ohne Schlafstörungen.

Das Verschwimmen von Arbeits- und Privatleben

Arbeit bedeutet für die meisten Menschen nichts anderes als die Notwendigkeit, eigene Fähigkeiten und eigenes Wissen zum Zweck des Geldverdienens und damit zur Absicherung des Lebens- und Familienunterhalts einzusetzen. Dabei wird das eigene Arbeitsumfeld von vielen Menschen nicht ohne Grund mit zum Teil erheblichem Stress in Verbindung gebracht.

Durch die globale Vernetzung müssen Arbeitsaufgaben heute schneller erledigt werden als noch vor ein paar Jahren. In vielen Bereichen der Wirtschaft ist ein Arbeiten ohne zum Teil erheblichen Termindruck nicht mehr denkbar. Kunden erwarten heute eine schnellstmögliche Bearbeitung Ihrer Wünsche und Bestellungen. Gelingt dies nicht, wandert die Klientel weiter. Dies alles führt dazu, dass der Termindruck sowohl auf den Führungskräften als auch auf den einzelnen Mitarbeitern lastet. Im Ergebnis erbringt ungefähr die Hälfte der Arbeitnehmer ihre Aufgaben während der Arbeitszeit unter permanentem Zeitdruck.

Doch damit nicht genug. Durch Internet und Mobiltelefone sind viele Mitarbeiter auch nach der eigentlichen Arbeitszeit noch erreichbar. Dies führt dazu, dass Arbeitszeit und Privatleben immer mehr miteinander verbunden werden und ohne Abgrenzung ineinander übergehen. Das Prüfen des beruflichen E-Mail-Kontos am Abend oder längere Telefongespräche über berufliche Themen mit Kollegen oder gar dem Vorgesetzen sind nur zwei Beispiele dafür. Vielfach kommen noch schriftliche Ausarbeitungen hinzu, die wertvolle Freizeit in den Abendstunden vor dem Computer bindet. Dabei bleibt fast automatisch immer weniger Zeit für die Aktivitäten, die aus gesundheitlichen Gründen für den Stressausgleich sowie für all das notwendig sind, was unserem Leben mehr Qualität und Freude beschert. Hierzu zählen vor allem Freizeitbeschäftigungen wie Sport, das Nachgehen des eigenen Hobbys sowie Zeit für Familie und auch Freunde.

Im Focus: der eigene Tagesablauf

Singles haben es einfacher. Zumindest wenn es um die Organisation des eigenen Tagesablaufs geht. Wer Kinder vor seiner Arbeit zur Schule oder zum Kindergarten bringen muss, der kennt die Stresspotentiale, die sich hier einstellen können. Mal sind trotz gegenteiliger Beteuerungen am Vorabend die Schultaschen am Morgen nicht fertig gepackt, mal schmeckt das Frühstück nicht, ein anderes Mal sind die am Abend zuvor bereit gelegten Sachen zum Anziehen über Nacht spurlos verschwunden. Gründe für sich bereits am Morgen aufbauenden Stress gibt es viele. Wenn dann noch Zeitdruck hinzukommt, weil der Nachwuchs zur ersten Stunde in der Schule sein muss und sich auf den sonst freien Wegen zur Schule und zur Arbeit Staus gebildet haben, dann fängt dieser Tag nicht wirklich gut an.

Während der eigentlichen Arbeitszeit sieht es meist nicht viel besser aus. Jeder will etwas von einem, mal die Kollegen, mal der Vorgesetze, ein anderes Mal die Kundschaft. Für jeden ist die an uns herangetragene Fragestellung so wichtig, dass alle eine sofortige Lösung erwarten. Häufig führt dies dazu, dass die eigentlich zu erbringenden Aufgaben nicht während der Arbeitszeit erfüllt werden können und wir diese Dinge mit nach Hause nehmen.
Dort erwartet uns dann nicht selten der Nachwuchs, der mit uns entweder Hausaufgaben erledigen will oder noch zum Sprachunterricht oder anderen zusätzlichen Aktivitäten gebracht werden muss. Meistens sind es jedoch beide Verpflichtungen, die zu erfüllen sind. Danach bleibt dann unter der Woche lediglich Zeit zum Abendessen und zur Vorbereitung auf den nächsten Tag. Wenn dann noch zusätzlich nicht erledigte berufliche Themen im Kopf kreisen oder E-Mails zu beantworten sind, kann von Erholung keine Rede sein. Geschweige denn von einer erfüllten Freizeit.

Das Dargestellte zeigt, dass das im Verlauf des Tages Erlebte nicht ohne Einfluss auf unseren Schlaf bleiben kann. Im Gegenteil. Vieles von dem, was wir im Verlauf des Tages erleben und unternehmen, beeinflusst die Länge und die Qualität des Schlafes. Sehr häufig dehnt sich das Zeitschema des gewöhnlichen Arbeitstages auch auf das darauf folgende Wochenende aus.

<u>Die Folge</u>: übermäßig viele beruflich motivierte Tätigkeiten, zu wenig bis gänzlich fehlende Freizeit, schlechter Schlaf.

Wo bleibt die Entspannung?

Ideal wäre es, neben der täglich für den Job aufzubringenden Zeit noch genügend Freiraum für eigene Interessen und Angelegenheiten zu haben. Und dies nicht nur, weil das Leben nicht nur aus Arbeit besteht, sondern auch und vor allem aus gesundheitlichen Gründen.

Der menschliche Organismus ist nicht darauf ausgelegt, sein Leben fast ausschließlich im Stressmodus zu verbringen. Stress verursacht einen beschleunigten Herzschlag, angespannte Muskeln und einen höheren Blutdruck. Diese körperlichen Reaktionen waren in der grauen Vorzeit erforderlich, um vor Feinden zu fliehen oder um die Jagdbeute zu verteidigen. Nach der Flucht oder der Abwehr von Nahrungskonkurrenten verschwanden diese Reaktionen wieder. Der Körper erholte sich und war für die nächste Flucht oder den folgenden Kampf gerüstet.

In der Gegenwart müssen wir nicht mehr vor gefährlichen Gegnern fliehen oder unsere Nahrungsvorräte verteidigen. Dennoch reagiert unser Körper in Situationen, die wir bewusst oder unbewusst als kritisch und unsicher einstufen (z. B. Stress in der Arbeit, Konkurrenzsituationen im Arbeitsleben, Geldsorgen), ähnlich wie in längst vergangenen Zeiten.

Mit einem Unterschied. Während es für unsere Vorfahren überlebenswichtig war, sich nach Stresssituationen zu erholen, unterschätzen heute viele Mitmenschen die Bedeutung der Entspannung. Die Folgen sind Schlafstörungen und weitergehende gesundheitliche Probleme.

Sind Änderungen zum Positiven möglich?

Wer den sich aus dem Arbeits- und dem Familienleben ergebenden täglichen Anforderungen ohne gesundheitliche Einbuße gerecht werden will, der sollte sich in erster Linie mit den Stressfaktoren auseinandersetzen, die der Alltag bereithält.

Schlafstörungen werden nicht durch die kurz- oder mittelfristige Einnahme von schlaffördernden Arzneimitteln gelöst. Letztere behandeln nur die Symptome und täuschen dem Betroffenen für eine Weile vor, die Einschlaf- oder Durchschlafstörungen im Griff zu haben.

Deshalb sollte sich zunächst der eigene Tagesablauf bewusst gemacht werden. Neben den sich im Arbeitsleben einstellenden Stresssituationen gibt es vor der Fahrt zur Arbeit und nach der Rückkehr noch erhebliches Potential der Verbesserung. Hierzu zählt eine Vorbereitung auf den nächsten Tag, die nach dem Aufstehen nichts dem Zufall überlässt. Zur Gewohnheit sollte es werden, sich am Abend nicht mehr mit beruflichen Dingen zu befassen. Von wenigen Ausnahmen abgesehen, droht in der Regel kein Weltuntergang, wenn bestimmte E-Mails erst am nächsten Tag bearbeitet werden. Dies bringt unter der Woche etwas mehr Zeit für die Familie, was insbesondere die Kinder erfreuen dürfte.

Darüber hinaus sollte das Wochenende zum größten Teil frei von beruflichen Tätigkeiten sein. Eine gelungene Freizeitgestaltung, die mal mit der gesamten Familie erlebt wird und sich ein anderes Mal ausschließlich dem eigenen Hobby widmet, ist die ideale Voraussetzung für einen langfristig spürbaren Ausgleich zum Stress im Arbeitsleben. Dabei gibt es viele Möglichkeiten für Freizeitbeschäftigungen mit der Familie, insbesondere mit Kindern. Dies kann in einem Tagesausflug in einen Freizeitpark bestehen, genauso gut wie das Verbringen eines verlängerten Wochenendes in der Natur.

Auch Reisen tragen dazu bei, die Anspannung des Alltags auszugleichen. Urlaubsreisen sollten dabei im Rahmen des Machbaren so vorbereitet und organisiert werden, dass ein Erholungseffekt auch tatsächlich eintreten kann. Die räumliche Entfernung zum eigentlichen Wohn- und Arbeitsort kann dann auch dazu beitragen, die eigenen Lebensumstände einmal genauer zu betrachten. Häufig finden sich dann Lösungen, auf die wir im Alltag nicht gekommen wären.

4. Hilfe aus der Natur

Die Naturheilkunde hält gerade bei Schlafstörungen eine Vielzahl an Hilfsmitteln und Methoden bereit, die den Betroffenen helfen können, wieder die Wohltat eines erholsamen Schlafes zu erleben. Aufgrund der Vielfalt der zur Verfügung stehenden Verfahren ist es oft nicht einfach, die individuell passende Hilfe zu finden. Darüber hinaus ist es möglich, dass bestimmte naturheilkundliche Methoden bei einigen Betroffenen sehr gut wirken, andere Menschen hingegen weniger auf diese Verfahren ansprechen. Hier hilft es nur, den für sich passenden Weg durch individuelles Austesten zu finden.

Schlafmittel aus der Apotheke und dem Supermarkt

Chemische Schlafhilfen

Die meisten von einem schlechten Schlaf „geräderten" Mitmenschen wollen diesen Zustand so schnell wie möglich beenden. Das ist nur allzu verständlich. Doch dabei greifen viele Betroffene ohne weitere Überlegungen zu Arzneimitteln, die die Einschlaf- oder Durchschlafstörungen zwar tatsächlich überwinden, in ihren Folgewirkungen jedoch zu weiteren gesundheitlichen Komplikationen führen können.

Erwähnt seien hier die Nebenwirkungen, die sich erst am nächsten Tag zeigen: Benommenheit und vermindertes Denkvermögen. Diese Effekte der „chemischen Keule" sind besonders bei (rezeptpflichtigen) Arzneimitteln zu beobachten, die nach der Einnahme am Abend länger als bis zum Aufwachen wirken. Die größte Gefahr bei diesen chemischen Schlafmitteln liegt jedoch darin, dass sie bereits nach kurzer Zeit abhängig machen können. Und dann haben die Betroffenen ein richtiges Problem: nach dem Absetzen dieser Arzneimittel reagiert der Organismus mit Entzugserscheinungen, die sich insbesondere auch in noch erheblicheren Schlafproblemen zeigen können. Grund genug, um diese Art von Schlafhilfe in der Apotheke zu lassen.

Pflanzliche Einschlafhilfen

Neben den synthetisch hergestellten Arzneimitteln hält die

Pharmazeutische Industrie aber auch Schlafmittel bereit, die einen oder mehrere pflanzliche Wirkstoffe enthalten (Phytopharmaka). Während die Wirkung (und auch die Nebenwirkungen) der chemischen Einschlaf- und Durchschlafhilfen grundsätzlich nachgewiesen sind, fehlt es jedoch bei nicht wenigen der pflanzlichen Präparate an gleichwertigen wissenschaftlichen Untersuchungen.

Das führt dazu, dass der Betroffene oft gar nicht weiß, ob die Dosierung der verwendeten pflanzlichen Wirkstoffe ausreichend ist, um den beabsichtigten Einschlafeffekt zu erreichen. Dies und die Tatsache, dass pflanzliche Schlafmittel oftmals eine gewisse Zeit benötigen, bevor sich die vollständige Wirkung einstellt, führen bei nicht wenigen Mitmenschen zur Skepsis gegenüber der Wirksamkeit von Phytopharmaka.

Dabei darf nicht vergessen werden, dass die Pharmazeutische Industrie für die Behandlung von Schlafstörungen auch Nahrungsergänzungsmittel oder Teemischungen vermarktet, die pflanzliche Substanzen enthalten. Hierzu gehören insbesondere Extrakte aus Baldrian, Hopfen oder Melisse. Da die den Lebensmittelvorschriften (und nicht den Arzneimittelbestimmungen) unterfallenden Nahrungsergänzungsstoffe bzw. Teegetränke für den Verkauf keine Zulassung benötigen, wurden bisher auch keine wissenschaftlichen Studien durchgeführt, die die beworbenen Wirkungen bestätigen könnten. Das gleiche gilt im Übrigen für Präparate, die Melatonin enthalten.

Hilfreiche Naturheilverfahren

Die Natur hält jedoch noch mehr Hilfsmittel und Methoden bereit, um die von Schlafstörungen geplagten Mitmenschen in ihrem Streben nach einem erholsamen Schlaf zu unterstützen.

Hierzu gehören vor allem Verfahren wie die Aromatherapie, die Kräutertherapie, Behandlungen mit Bachblüten sowie die Akupunktur und die Akupressur. Diese Heilmethoden leiten ihre Wirksamkeit aus der Tatsache ab, dass der Mensch Teil der ihn umgebenden Natur ist. So werden bei der Aromatherapie ätherische Öle aus rein pflanzlichen Ausgangsstoffen für die Behandlung von Beschwerden eingesetzt, während die (chinesische) Kräutertherapie durch individuell auf die Bedürfnisses des Patienten erstellte Kräutermischungen auf die gesundheitlichen Probleme einwirkt.

Auch Bachblüten eignen sich für die (begleitende) Behandlung von Schlafstörungen. Bei der Auswahl der geeigneten Bachblüten ist nach dem dahinter stehenden Konzept zunächst genau abzuklären, welche (seelischen) Ursachen zu den Schlafproblemen geführt haben.

Die Akupunktur hingegen ist eine Heilmethode der chinesischen Medizin, bei der dünne Akupunkturnadeln an bestimmten Punkten am Körper in die Haut eingeführt werden. Dies führt nach dem dahinter stehenden Verständnis der chinesischen Medizin zu einer Regulierung der Lebensenergie Qi, die innerhalb von verschiedenen Leitbahnen durch den menschlichen Körper fließt und für ein einwandfreies Funktionieren der inneren Organe verantwortlich ist. Eine Störung dieses Energieflusses führt zu unterschiedlichsten Beschwerden und Krankheiten. Durch das Setzen von Akupunkturnadeln an den dafür vorgesehenen Punkten wird eine Harmonisierung dieses Energieflusses erreicht.

Derjenige, für den eine Akupunkturbehandlung nicht das Richtige ist, kann auf die Akupressur zurückgreifen. Hierbei werden die gleichen Punkte auf den Energiebahnen stimuliert wie bei der Akupunktur. Während jedoch bei der Akupunktur Nadeln eingesetzt werden, wird die Stimulierung der in Frage kommenden Körperpunkte bei der Akupressur durch den Druck der Finger herbeigeführt. Darüber hinaus kann auch die (japanische) Fußzonenreflexmassage eine wertvolle Hilfe bei der Behandlung von Schlafproblemen sein. Dabei werden sowohl auf den beiden Fußsohlen als auch auf den oberen Bereichen der Füße ausgewählte Punkte mit einem speziellen Holzstab massiert. Diese Stimulierung führt u. a. dazu, dass der oben bereits erwähnte Energiefluss verbessert wird, wobei hier der Unterstützung der Ausscheidung von schädlichen Substanzen aus dem Organismus eine zentrale Bedeutung zukommt.

Wer an Schlafproblemen leidet, sollte auch darüber nachdenken, die Homöopathie in die Behandlung einzubeziehen. Wie die anderen bereits dargestellten Heilmethoden befasst sich auch die Homöopathie bei Beschwerden und Krankheiten mit dem Menschen in seiner Gesamtheit. Dabei werden gesundheitliche Probleme nach dem dahinter stehenden Ähnlichkeitsgrundsatz der Homöopathie durch die Gabe von kleinsten Arzneimittelmengen behandelt, die bei einem gesunden Menschen ähnliche Beschwerden hervorrufen würden.

5. Die eigenen Schlafräuber erkennen und ausschalten - eine Übersicht

Wer die eigenen Schlafräuber identifiziert hat, hat bereits einen wichtigen Schritt in Richtung einer erholsamen Nachtruhe gemacht. Deshalb werden die bisher besprochenen Hindernisse beim Finden der notwendigen Bettruhe als Zusammenfassung noch einmal im Überblick dargestellt.

(1) Vermeidung von künstlichem blauen Licht, das von Computerbildschirmen, Tabletts und Smartphones ausgestrahlt wird - Grund: Verhinderung einer späteren Ausschüttung von Melatonin, das dem Organismus zu verstehen gibt, dass die Zeit der Nachtruhe da ist,

(2) Verzicht auf Alkoholkonsum vor dem Schlafgehen - Grund: Alkohol kann zwar das Einschlafen erleichtern, stört jedoch in der zweiten Nachthälfte die dort vom Organismus durchlaufenen REM-Schlafphasen erheblich; darüber hinaus führt Alkohol in der Nacht zu vermehrtem Harndrang, der dann wiederum zum Aufwachen und damit zur Unterbrechung der gerade durchlaufenen Schlafphase führt,

(3) Verzicht auf schwer verdauliche Mahlzeiten am Abend - Grund: Überlastung der Verdauungsorgane, die ebenfalls zum Aufwachen und damit zur Unterbrechung der gerade durchlaufenen Schlafphase führt,

(4) Verbannung von sämtlichen elektrischen Geräten aus dem Schlafzimmer - Grund: Elektrosmog wirkt sich ebenfalls nachteilig auf die Gehirnregionen aus, die für das Schlafen verantwortlich sind,

(5) Benutzung eines gemütlichen Bettes, das ausreichend groß ist (für zwei Personen mindestens 2m in der Breite und 2m in der Länge) - Grund: gerade bei Ehe- und Partnerbetten ist es wichtig, dass jeder genügend Platz hat, um sich im Schlaf auch mal von der einen auf die andere Seite drehen zu können,

(6) Wahl einer Matratze, die sowohl im Hinblick auf das verwendete Material als auch auf den Härtegrad geeignet ist, sich dem Körper des Schlafenden anzupassen; dies ist gerade auch bei Doppelmatratzen wichtig, da hier zwei Personen auf derselben Matratze ihren Schlaf finden wollen (bei Personen mit sehr unterschiedlichen Körpergewichten ist es empfehlenswert, zwei Einzelmatratzen zu verwenden) - Grund: ein Drittel

des Lebens verbringt der Mensch auf dieser Matratze, die ihre Funktion ohne eine genaue Anpassung an die sie benutzenden Personen nicht erfüllen kann: im wahrsten Sinne des Wortes die Grundlage für einen erholsamen Schlaf zu sein,

(7) Verbannung von Schnarchern in ein zweites Schlafzimmer - Grund: lautes Schnarchen ist für den zweiten Partner nicht nur lästig, sondern stört auch erheblich die Nachtruhe und die beim jeweiligen Aufwachen gerade durchlaufenden Schlafphasen des nicht schnarchenden Partners; Untersuchungen zufolge kann Schnarchen eine Lautstärke von bis zu 80 Dezibel erreichen, was dem Lärm einer Hauptverkehrsstraße oder einer Waschmaschine beim Schleudern entspricht,

(8) Aufrechterhaltung einer relativen Luftfeuchtigkeit von 40 - 60% im Schlafzimmer - Grund: dies ist die relative Luftfeuchtigkeit, bei der sich die allermeisten Menschen ganz einfach wohlfühlen,

(9) Vermeidung von sehr hellem Sonnenlicht am frühen Morgen, insbesondere in den Frühlings- und Sommermonaten - Grund: um einen verfrühten Weckruf unserer inneren Uhr zu vermeiden, der unweigerlich kommt, wenn unsere Augen am Morgen sehr helles Licht wahrnehmen,

(10) Überprüfung des eigenen (familiären) Tagesablaufs auf Stressfaktoren - Grund: die Identifizierung von hausgemachten Stressfaktoren ist ein erster wichtiger Schritt zu deren Beseitigung; soweit dies möglich ist, sollten wir alle Stresspotentiale beseitigen, auf die wir Einfluss haben; dies führt dann bereits zu einer spürbaren Entlastung und dazu, dass die anderen Stressfaktoren z. B. im Arbeitsleben, auf die wir nur begrenzt einwirken können, uns nicht mehr so nachhaltig berühren,

(11) Unbedingter Verzicht auf chemische Schlafhilfen, d. h. auf Schlafmedikamente, die auf Rezept in der Apotheke erhältlich sind - Grund: unerwünschte Nebenwirkungen wie Benommenheit und vermindertes Denkvermögen am nächsten Tag und vor allem Suchtpotential beim längeren Einnehmen dieser Medikamente; beachten Sie bitte, dass bei längeren Schlafstörungen ein Arzt aufgesucht werden sollte, der feststellen kann, ob die Schlaflosigkeit ihre Gründe im Fehlverhalten von inneren Organen hat,

(12) Anwendung von Naturheilverfahren, die auf die jeweilige Person abgestimmt sind - Grund: Naturheilverfahren haben idR. keine

unerwünschten Nebenwirkungen; eine Abstimmung auf den einzelnen Menschen erlaubt eine höhere Effektivität dieser Verfahren.

VI. Bibliografie

1. <u>Künstliches blaues Licht und Melatonin-Ausschüttung</u>
* Folgen der abendlichen Belichtung durch einen Computerbildschirm mit LED-Hintergrundbeleuchtung für die zirkadiane Physiologie und die kognitive Leistung (Originaltitel: *Evening exposure to a light-emitting diodes (LED)-backlit computer screen affects circadian physiology and cognitive performance*), Autoren: Cajochen, Frey, Anders, Späti u. a., <u>Fundstelle:</u> https://www.physiology.org/doi/full/10.1152/japplphysiol.00165.2011, 14.07.2019,

2. <u>Schlafmangel und Herz- Kreislauferkrankungen</u>
* Eine Schlafdauer von weniger als 6 Stunden in der Nacht kann das kardiovaskuläre Risiko erhöhen (Originaltitel: *Association of Sleep Duration and Quality With Subclinical Atherosclerosis*), <u>Autoren</u>: Ordovas u. a., Journal of the American College of Cardiology, S. 134 ff., <u>Fundstelle:</u> https://www.sciencedirect.com/science/article/pii/S0735109718391861?via%3Dihub, 19.07.2019,
* Kurze Schlafdauer und die Verkalkung von Herzkranzgefäßen (Originaltitel: Short sleep duration and incident coronary artery calcification), <u>Autoren</u>: King, Knutson, Rathouy, Sidney u. a., <u>Fundstelle</u>: https://www.ncbi.nlm.nih.gov/pmc/articles/PMC2661105/, 21.07.2019,
* Eine Schlafdauer von fünf und weniger Stunden in der Nacht wird mit dem doppelten Risiko des Auftretens einer kardiovaskulären Krankheit in Verbindung gebracht, <u>Fundstelle</u>: European Society of Cardiology, "*Sleeping five hours or less a night associated with doubled risk of cardiovascular disease.*", <u>Autoren</u>: Bengtsson u. a., Science Daily, 26 August 2018. https://www.sciencedaily.com/releases/2018/08/180826120749.htm, 19.07.2019,
* Die Auswirkungen der Schlafdauer auf das Auftreten von kardiovaskulären Ereignissen unter männlichen Arbeitern in mittlerem Alter in Japan, <u>Fundstelle</u>: Scandinavian Journal of Work, Environment and

Health, „*The effects of sleep duration on the incidence of cardiovascular events among middle-aged male workers in Japan*", <u>Autoren</u>: Hamazaki, Morikawa, Nakamura u. a., 2011, <u>http://www.sjweh.fi/show_abstract.php?abstract_id=3168</u>, 21.07.2019,
* Die Auswirkungen von unzureichendem Schlaf auf den Blutdruck, der durch ein neues multibiomedizinisches Aufzeichnungsgerät kontrolliert wurde (Originaltitel: *Effects of insufficient sleep on blood pressure monitored by a new multibiomedical recorder.*), <u>Autoren</u>: Tochikubo, Ikeda, Miyajima, Ishii, <u>Fundstelle</u>: <u>https://www.ncbi.nlm.nih.gov/pubmed/8641742</u>, 21.07.2019,

3. <u>Schlafmangel und ansteckende Krankheiten/chronische Krankheiten</u>
* Schlaf und die Anfälligkeit für Erkältungskrankheiten (Originaltitel: *Behaviorally Assessed Sleep and Susceptibility to the Common Cold)*, <u>Autoren</u>: Prather, Janicki-Deverts, Hall, Cohen, <u>Fundstelle</u>: <u>https://www.ncbi.nlm.nih.gov/pmc/articles/PMC4531403/</u>, 21.07.2019,
* Ist Schlaflosigkeit ein Risikofaktor für eine verminderte Reaktion auf einen Grippe-Impfstoff? (Originaltitel: *Is Insomnia a Risk Factor for Decreased Influenza Vaccine Response?*), <u>Autoren</u>: Taylor, Kelly, Kohut, Song, <u>Fundstelle</u>: <u>https://www.ncbi.nlm.nih.gov/pmc/articles/PMC5554442/</u>, 21.07.2019,
* Untersuchung der Schlafdauer und des Risikos einer Lungenentzündung für Frauen (Originaltitel: *A Prospective Study of Sleep Duration and Pneumonia Risk in Women*), <u>Autoren</u>: Patel, Malhotra, Gao u. a., <u>Fundstelle</u>: <u>https://www.ncbi.nlm.nih.gov/pmc/articles/PMC3242694/</u>, 21.07.2019,
* Der Zusammenhang der Schlafdauer mit chronischen Krankheiten in der Europäischen prospektiven Untersuchung von Krebs und Ernährung, (EPIC) - Potsdam - Studie (Originaltitel: *Association of Sleep Duration with Chronic Diseases in the European Prospective Investigation into Cancer and Nutrition (EPIC) - Potsdam - Study)*, <u>Autoren</u>: von Ruesten, Weikert, Fietze Boing, <u>Fundstelle</u>: <u>https://www.ncbi.nlm.nih.gov/pmc/articles/PMC3266295/</u>, 21.07.2019,
* Die Schlafdauer als Risikofaktor für Diabetes in einer großen US-Untersuchung (Originaltitel: *Sleep Duration as a Risk Factor for Diabetes Incidence in a Large US Sample*), <u>Autoren</u>: Gangwisch, Heymsfield, Boden-Albala, Buijs, Kreier, Pickering u. a., <u>Fundstelle</u>: <u>https://www.ncbi.nlm.nih.gov/pmc/articles/PMC2276127/</u>, 21.07.2019,

4. <u>Schlafmangel und Hormonspiegel</u>
* Kurze Schlafdauer steht im Zusammenhang mit verringertem Leptin, erhöhtem Ghrelin und einem erhöhten BMI (Originaltitel: *Short Sleep Duration Is Associated with Reduced Leptin, Elevated Ghrelin, and Increased Body Mass Index*), <u>Autoren</u>: Taheri, Lin, Austin, Young, Mignot, <u>Fundstelle</u>:

https://www.ncbi.nlm.nih.gov/pmc/articles/PMC535701/, 22.07.2019,
* Die Wirkung von 1 Woche Schlafverkürzung auf den Testosteronspiegel bei jungen gesunden Männern (Originaltitel: *Effect of 1 Week of Sleep Restriction on Testosterone Levels in Young Healthy Men*), <u>Autoren</u>: Leproult, van Cauter, <u>Fundstelle</u>: https://www.ncbi.nlm.nih.gov/pmc/articles/PMC4445839/, 23.07.2019,
* Negative Auswirkungen von Schlafstörungen auf das Aussehen des Gesichts und die soziale Attraktivität (Originaltitel: *Negative effects of restricted sleep on facial appearance and social appeal*), <u>Autoren</u>: Sundelin, Lekander, Sorjonen, Axelsson, <u>Fundstelle</u>: https://www.ncbi.nlm.nih.gov/pmc/articles/PMC5451790/, 30.07.2019,

5. <u>Schlaf und Gedächtnis</u>

* Schlaf nach dem Lernen beim Abrufen von Erlerntem (<u>Originaltitel</u>: *Sleep after learning aids memory recall*), <u>Autoren</u>: Gais, Lucas, Born, <u>Fundstelle</u>: https://www.ncbi.nlm.nih.gov/pubmed/16741280, 02.08.2019,
*Unterschiedliche Assoziationen von frühem und späten Nachtschlaf mit entsprechenden Gehirnzuständen fördern die Einsicht in die Regelmäßigkeit abstrakter Aufgaben (<u>Originaltitel</u>: *Differential associations of early- and late-night sleep with functional brain states promoting insight to abstract task regularity*), <u>Autoren</u>: Yordanova, Kolev, Wagner, Verleger, <u>Fundstelle</u>: https://www.ncbi.nlm.nih.gov/pubmed/20195475, 01.08.2019,
* Schlaf inspiriert die Einsicht (<u>Originaltitel</u>: Sleep inspires insight), <u>Autoren</u>: Wagner, Gais, Haider, Verleger, Born, <u>Fundstelle</u>: https://www.ncbi.nlm.nih.gov/pubmed/14737168, 01.08.2019,
* Erhöhte Alpha-Aktivität (8-12 Hz) während des Tiefschlafes als ein Nachweis für den Übergang von implizitem Wissen zu expliziter Einsicht (<u>Originaltitel</u>: *Increased alpha (8-12 Hz) activity during slow wave sleep as a marker for the transition from implicit knowledge to explicit insight*), <u>Autoren</u>: Yordanova, Kolev, Wagner, Born, Verleger, <u>Fundstelle</u>: https://www.ncbi.nlm.nih.gov/pubmed/21812555, 01.08.2019,
* Die kognitive Flexibilität über den Schlaf-Wach-Zyklus: REM-Schlaf und die Verbesserung der Lösung von Anagrammproblemen (<u>Originaltitel</u>: *Cognitive flexibility across the sleep-wake cycle: REM-sleep enhancement of anagram problem solving*), <u>Autoren</u>: Walker, Liston, Hobson, Stickgold, <u>Fundstelle</u>: https://www.ncbi.nlm.nih.gov/pubmed/12421655, 01.08.2019,
* Geruchsmerkmale während des Tiefschlafes führen zu einer Gedächtniskonsolidierung (<u>Originaltitel</u>: *Odor cues during slow-wave sleep prompt declarative memory consolidation*), <u>Autoren</u>: Rasch, Büchel, Gais, Born, <u>Fundstelle</u>: https://www.ncbi.nlm.nih.gov/pubmed/17347444, 02.08.2019,

6. <u>Schlaf und Schlafzyklen</u>
* Messungen der Festigkeit des Schlafes, von Dr. E. Kohlschütter, Assistent an der med. Klinik zu Halle/S., Zeitschrift fuer rationelle Medicin, 1863, Dritte Reihe, Bd. 17, S. 209-253.

Haftungsausschluss

Der Autor hat die in diesem Buch enthaltenen Informationen sorgfältig recherchiert. Aufgrund der Vielzahl der wissenschaftlichen Untersuchungen zu dem hier behandelten Thema erheben die in diesem Buch dargestellten Inhalte keinen Anspruch auf Vollständigkeit. Deshalb übernimmt der Autor auch keine Haftung dafür, dass etwaige Untersuchungsergebnisse nicht vorgestellt wurden. Darüber hinaus ist darauf zu verweisen, dass die in diesem Buch dargestellten Hinweise für die Beseitigung oder die Verminderung der den Schlaf beeinträchtigenden Hindernisse möglicherweise nicht bei allen Menschen gleich wirken. Hier hilft es nur, die für sich passende Lösung durch individuelles Ausprobieren zu finden. Deshalb ist eine Haftung des Autors für die praktische Anwendung der in diesem Buch dargestellten Hinweise ausgeschlossen.

Wichtig ist in diesem Zusammenhang, dass bereits länger andauernde Schlafstörungen unbedingt mit einem Arzt besprochen werden sollten. Nur der Arzt kann entscheiden, ob und ggf. welche Maßnahmen für eine Behandlung dieser Schlafstörungen notwendig sind.

Chris Raschborn